AF384568

# DE LA VALEUR

## DU

# PALPER ABDOMINAL

COMME

MOYEN DE DÉTERMINER LA POSITION DU FŒTUS
ET SURTOUT DE RECTIFIER LES PRÉSENTATIONS VICIEUSES, SOIT
AVANT, SOIT PENDANT LE TRAVAIL DE L'ACCOUCHEMENT,

par

## M. le d<sup>r</sup> BELIN

MÉDECIN-ADJOINT A L'HOPITAL CIVIL DE COLMAR

Mémoire couronné par la Société centrale de Médecine du département
du Nord.

His omnibus ars nostra illustratur.
(BAGLIVI).

LILLE
IMPRIMERIE DE LEFEBVRE-DUCROCQ
Rue Esquermoise, 57.

1866

# DE LA VALEUR

## DU

# PALPER ABDOMINAL

### COMME

moyen de déterminer la position du fœtus
et surtout de rectifier les présentations vicieuses, soit avant,
soit pendant le travail de l'accouchement.

par M. le D<sup>r</sup> BELIN

MÉDECIN-ADJOINT A L'HOPITAL CIVIL DE COLMAR

Mémoire couronné par la Société centrale de médecine du département
du Nord.

His omnibus ars nostra illustratur.
(BAGLIVI).

## CHAPITRE I.

La palpation considérée en médecine pratique comme
moyen de diagnostic dans les maladies, est un des secours les
plus importants dont le médecin doive s'aider pour parvenir à
la connaissance exacte d'une foule d'affections et d'états divers
de l'économie dont la nature resterait équivoque, ou même
tout à fait inconnue. C'est dans la pratique obstétricale surtout
que nous retrouvons les incontestables avantages que présente
ce moyen d'investigation qui donne souvent, dit Schmitt [1], des
résultats plus certains que l'exploration interne, et que les
accoucheurs placent au même degré que le toucher vaginal et
l'auscultation.

---

1 Schmitt Wilh. Jos. Gesammelte obstetric Schriften Wien. 1820. 8.

Raederer [1], le premier, a posé en principe l'examen externe comme moyen de diagnostic de la grossesse, et en a décrit le manuel opératoire. L'exploration abdominale a plus tard été plus exactement expliquée par Baudelocque [2], Jaerg [3], W. J. Schmitt, Wigand, Mattéi [4] et autres, ainsi que nous aurons l'occasion de le constater dans le cours de ce travail.

Outre que par ce moyen l'on peut s'assurer de l'existence de la grossesse et même déterminer à quelle époque se trouve cette grossesse, avantages souvent si grands, surtout en médecine légale, l'on peut aussi reconnaître la position et même la présentation du fœtus. « Les formes du fœtus, disent MM. Devilliers fils et Chailly, se dessinent souvent si bien à travers les parois abdominales et utérines, que bien des fois il nous est arrivé de tracer exactement avec le crayon, sur la chemise des femmes soumises à notre examen, les formes, les contours, la position entière du fœtus, placé en dessous comme un véritable calque. »

M. Mattéi va plus loin encore et prétend être parvenu à sentir à travers l'abdomen la série des apophyses épineuses des vertèbres !

D'autres avantages inhérents à ce mode d'exploration, c'est de pouvoir être mis en pratique avant la dilatation de l'orifice utérin, avant tout commencement de travail, et surtout de pouvoir être employé en ménageant la pudeur si légitime de la femme, car il est inutile de découvrir complètement l'abdomen, une chemise, un drap fin ne sont point un obstacle à l'exploration. C'est ici le cas de dire avec Maygrier [5] : « L'accoucheur doit tout sentir et ne rien voir, ou sentir comme s'il voyait tout. »

---

1 Raederer Jo-Geo. Elementa artis obstetriciæ in usum prælection acadcm. Goetting. 1753, 8. § 143.

2 Baudelocque Jn-Lis. De l'art des accouchements, 6e édit. Paris 1822, 8.

3 Jaerg J. Ch. G. Schriften zur Beförderung der Kenntniss des m Weibs im allgem. und zur Bereicherung der Geburtsh. insbes. 1 Th. Nub. 1812. 8 — 2 Rem Th. Leipzig 1819.

4 Mattei. Essai sur l'accouchement physiologique. Paris 1855.

5 Maygrier. Paris 1804, p. 16.

Pour bien reconnaître la présentation du fœtus, on palpera avec soin les différentes parties du globe utérin, et d'après les données de l'inspection du ventre, on portera son attention plus particulièrement sur les points qui sembleront devoir correspondre aux extrémités de l'ovoïde fœtal. La tumeur formée par la tête est toujours le mieux dessinée; une tumeur dure, volumineuse, régulièrement arrondie, résistante, que la main peut en quelque sorte saisir pour la porter de côté et d'autre par une espèce de ballotement, indique la tête.

Une tumeur à surface plus étendue, d'une courbure plus large, d'une résistance un peu moindre que la précédente, avoisinée par de petites saillies anguleuses, mobiles, (les pieds ou les genoux) correspond au siége.

Dans les cas de présentations vicieuses du fœtus, si on vient à exercer la palpation du ventre, on trouve généralement, entre les deux tumeurs dont nous venons de parler, le fond de l'utérus dépressible; la paroi antérieure de la matrice sera ferme, si le dos du fœtus lui correspond; elle sera simplement rénitente si c'est le creux abdominal qui se trouve dirigé en avant.

Le diagnostic n'est pas toujours aussi facile que nous l'établissons à priori. Il faut souvent apporter une très grande attention pour découvrir la tête; la première tumeur qui se trouve sous les mains correspond souvent à l'épaule, et l'on est obligé de déprimer profondément les parois abdominale et utérine, pour parvenir à bien circonscrire la tumeur arrondie, dure, formée par la tête.

Quelquefois l'inspection seule du ventre peut vous mettre sur la voie et vous fournir des indications. Ainsi dans les positions dites transversales, la matrice ne forme plus un ovale dont le grand diamètre est vertical; sa figure est irrégulière et le plus grand diamètre est en largeur. Il s'ensuit alors que le ventre se déforme, s'élargit transversalement ou oblique-

---

1 Examen du ventre considéré au point de vue obstétrical (*Annales médicales de la Flandre occidentale*, 1855-1856).

ment et se déprime vers son fond ou vers l'un de ses angles.
Certaines saillies vous indiquent dans ce cas de quel côté il
faut porter les mains pour toucher le fœtus.

## CHAPITRE II.

Quelqu'avantage que puisse avoir le palper abdominal pour
déterminer la position ou la présentation du fœtus, c'est
surtout quand il s'agit de modifier une présentation vicieuse
qu'il acquiert une véritable importance pratique. Cette opération que nous pouvons comparer au massage pratiqué en
Russie dans des cas semblables, n'est autre que celle recom-
mandée par Wigand de Hambourg pour faire la version par
manœuvres externes.

Avant lui l'on ne trouve que de rares documents dans lesquels il soit fait mention de manipulations extérieures pour
modifier les présentations vicieuses du fœtus ; et lui le premier
a posé des règles qui ont érigé en méthode sa manière de faire,
méthode à laquelle il a eu l'honneur d'attacher son nom.

Cependant au XVIe siècle, Jacob Rueff avait déjà donné des
idées catégoriques sur ce sujet. Dans son traité *De conceptu et
generatione hominis* etc. 1554, lib. IV, c. 2, il dit1 : « Multo
autem consultius erit et matri infantique salutarius, partum in
uterum repellere, et ad legitimam formam convertere, quod
*hoc modo* fieri poterit : Supina in lecto reclinabit se parturiens,
capite retro demisso, sublimioribus natibus : quo facto *obstetrix
ventrem* ipsius præcordia versus *mediocriter stringet*, ut in
uterum infantem ipsius repellat et alia forma prodeundi occa-
sionem ministret. »

Après lui Mercurius Scipio en fait mention dans son ouvrage
intitulé *La commare o raccoglitrice* 2, mais il n'ajoute rien à ce

---

1 Cf. *Gynaeciorum sive de mulierum* etc ; *affectibus et morbis* etc.
opera, Isr Spachii Med. D. et Prof. Argentinensis. p. 180.

2 Mercurio Scipione (ou Scipion Mercurius) *La commare o raccoglitrice*
Venez. 1604. 4. Traduit en allemand par Gottf. Welsch Leipzig. 1653
2e Edit. Wittenberg 1671.

qu'avait dit Rueff. Les accoucheurs n'attachaient alors qu'une médiocre importance à ce procédé, et ce n'est qu'au commencement de ce siècle que Wigand, frappé, ainsi qu'il le dit lui-même, de ce qui se passe dans les versions dites spontanées, se mit à étudier attentivement les causes de ces changements extraordinaires de position du fœtus qu'il avait eu l'occasion d'observer et remarqua que le simple décubitus latéral de la femme, la pression qu'elle exerce elle-même contre son ventre pendant le travail pour le soutenir ou pour le soulever, un ou plusieurs efforts de toux ou d'éternuement, un mouvement brusque, et d'autres circonstances analogues avaient une très grande influence sur la position de l'enfant. « Je commençai alors, dit-il[1], à faire des essais plus nombreux et plus sérieux, et, ce que j'avais vu arriver si souvent spontanément, je cherchai à le produire moi-même. Je ne m'appliquai pas seulement à modifier la présentation de l'enfant par une position assignée à la femme en travail, mais encore par des pressions externes faites à dessein et avec mesure sur le ventre et sur la matrice. » De nombreuses observations dignes de foi et des recherches faites dans ce but m'avaient déjà démontré quelle était l'influence de la position de la femme sur la présentation de l'enfant ; il me restait encore quelque doute sur le résultat qu'on pouvait attendre des pressions externes faites sur le ventre. Plusieurs faits cependant m'avaient semblé venir à l'appui de leur efficacité et de leur utilité. Je me rappelai des versions par la méthode ordinaire, dans lesquelles j'avais aidé la main introduite dans l'utérus par des pressions exercées avec l'autre sur telle ou telle partie du ventre, manœuvres qui avaient hâté le succès de l'opération. » Dès que l'occasion s'en présenta (Décembre 1800) il mit en pratique les idées qui lui avaient été suggérées, et fut assez heureux pour les voir réussir au-delà de toute probabilité.

---

1 *De la version par manœuvres externes* par Wigand, traduit par F. J. Herrgott, Strasbourg 1857, p. 5.

Ayant réuni un certain nombre d'observations il les publia en 1807 dans *Hamburgisches Magazin für die Geburtshülfe,* *t.* I, *p.* 38 *et suiv.* qu'il rédigeait. Cinq années plus tard (1812) il adressa aux Académies de Berlin et de Paris, trois excellents mémoires sur des questions d'accouchements, parmi lesquels s'en trouve un sur *une nouvelle et facile méthode de tourner les enfants et de les faire naître sans employer grande adresse ni force;* mémoire qui, ainsi que le dit M. le professeur Stoltz (préface de la traduction de M. Herrgott) renferme plus de vérités et plus de préceptes utiles et pratiques que maint livre qui contient dix fois plus de pages.

Les accoucheurs allemands comprenant toute l'importance de cette opération obstétricale, l'ont fait passer dans le domaine de la pratique nosocomiale et dans leurs traités dogmatiques lui ont consacré des chapitres spéciaux : d'Outrepont[1], Ritgen[2], Siebold[3], Busch[4], Kilian[5], Rosshirt[6], Lumpe[7], Hüter[8], Grenser[9], (4e édition de Naegele), Scanzoni[10] et autres, parmi lesquels nous citerons Lange[11], Credé[12], Weiss-

---

1 d'Outrepont Abhandlungen und Beitrage geburt. Inhalts. t. I. Bamberg et Wurzburg 1822. p. 138-147.

2 Ferd. Aug. v. Ritgen. Auzeigen der Mechanischen Hülfen bei Entbindungen Giessen 1820, p. 411.

3 Ed. v. Siebold Lehrbuch der prakt. Endbindungskunde. Nuremberg 1821, § 339.

4 D. W. Busch. Geburtsh. Abhandl. Marbourg 1826, p. 42.

5 Fried. Kiliau. Operationslehre fur Geburts. Bonn 1834.

6 Eug. Rosshirt. Die Geburtsh. Operat. Erlangen 1842.

7 Ed. Lumpe Cursus der pract. Geburtsh· Wien 1843, p. 75.

8 Hüter in Encyclopadisches Wörterbuch der mediz. Wissenschaften. Berlin 1847, t. XXXVI, p. 80-285.

9 Naegele 's Lehrbuch der Geburtsh. von W. L. Greuser, 5e Ed. Mayence 1854.

10 Scanzoni. Lehrbuch der Geburtsh. 3e Ed. Wienne 1855, p. 740-747.

11 Lang Lehrb. der Geburtsh. f. Heb. 1851.

12 Credé. linisch Vortrage ub. Geb. 1853.

brod [1], Hohl [2], C. Braun [3], Spaeth [4], Spiegelberg [5], G. Braun [6], rangent la version par manipulations externes parmi les autres opérations obstétricales. En même temps de nombreuses observations publiées dans les différentes revues périodiques de l'Allemagne, viennent témoigner des progrès que faisaient dans ce pays les idées de Wigand et des succès qu'obtenaient ses préceptes.

J. d'Outrepont [7] cite quatre cas heureux de version par manipulations externes ; l'un surtout est fort intéressant. Il s'agit d'une femme chez laquelle on avait fait la version sur les pieds pour des présentations transversales dans sept accouchements antérieurs et chaque fois on avait amené un enfant *mort*. La huitième fois d'Outrepont employa les manœuvres nouvelles et eut la satisfaction d'obtenir un résultat heureux pour la mère et pour l'enfant.

L. J. C. Mende doit avoir aussi réussi d'après Ritgen. (*Gemeins deutsche Zeitschrife fur Geburtskunde*, t. II 1828, p. 229). Dans le même recueil, Ritgen [8] rapporte deux observations personnelles faites en 1819 et en 1820. Malheureusement dans le premier cas, il fut obligé de pratiquer la craniotomie car il y avait une étroitesse absolue du bassin.

En 1838, le professeur E. Michaelis de Kiel, publia (*in C. H. Pfaff's Mittheilungen*) [9] deux observations très intéressantes

---


1 Weissbrod. Leitfaden d. Geb. Klin. 1854.

2 Hohl A. Lehrb. der Geburtsh 1855, 2e Ed. Leipzig 1862.

3 C. Braun. Lehrb. der Geburtsh. Wien 8. 1857.

4 Spaeth J. Compendium d. Geburtsk. für Studireude. I. Halfte. Erlangen 1857.

5 Spiegelberg o. Lehrb. der Geburtshulfe. Mit 80 in den Text einged. Holtzschnitten Lahr. 1858. in 8.

6 Gust. Braun Compendium der operat. Gyuacologie und Geburtsh. Wien 1861.

7 A. A. O. p. 78-87.

8 Ed. von Siebold 's Journal für Geburtshülfe, t. VI, Francfort 1828, p. 58.

9 Cf. Kleinerts Algemeines Repertorium, Leipzig 1838, p. 64 et 65.

dans lesquelles la version par manipulations externes eut un plein succès. Bunsen cite aussi un cas de succès dans la *Neue Zeitsch* fur Geburtsk, t. VII 1839, p. 45.

Un accoucheur de Stockholm, Joseph Elliot, a consigné dans la *Tidtschrife, for Lœkare*, t. vii, p. 7, deux observations, également fort intéressantes, de version par la nouvelle méthode.

L. Spengler, à Ettville (*Neue Zeitsch, f. Geb.*, t. xxi, 1848, p. 187-190), fit la version externe dans un cas d'accouchement prématuré, par suite de décollement du placenta ; l'enfant était mort depuis plusieurs jours. Six ans plus tard, en 1854, le même auteur rapportait encore un fait de version céphalique par manipulations extérieures (*Monatsch, der Geburtsk*, t. iii, p. 184), et cette fois aussi, quoique l'accouchement eût été abandonné à la nature, l'enfant vint mort au monde. Dans le même recueil, nous trouvons encore, p. 190, une observation du docteur Spondli, qui, après avoir fait la version par les pressions exercées sur l'abdomen, fut obligé d'appliquer le forceps et eut la satisfaction d'amener un enfant vivant.

Quelques années après, Hitdebrandt (*in Konigsberger med.*, Jahrb, iii, 1, p. 1, 1861)[1], dans un travail sur la version céphalique, cite trois observations dans lesquelles cette opération fut très heureusement pratiquée par les manipulations extérieures.

Tout récemment enfin, nous trouvons (*in Wien Med. Halle*, t. v, p. 22, 23, 25, 1864), une observation recueillie à la Maternité de Vienne, par le docteur Dismar Kuehn, et dans laquelle le professeur C. Braun fit la version par manœuvres externes avec le plus grand succès.

Mais le plus important mémoire qui ait paru sur la version par manipulations extérieures, depuis celui de Wigand, est sans contredit celui qu'Edouard Martin, directeur de la Maternité d'Iéna, publia en 1849 (*Beitrage zur gynaecologie*, 2ᵉˢ Heft).

---

1 *Schmitt's*, Jahrbucher, Bd. 113, 1862, n. 1, p. 66.

Outre qu'il résume avec beaucoup d'exactitude l'état actuel de la science sur cette question, il donne sept observations importantes tirées de sa pratique, et par lesquelles il démontre toutes les ressources que l'on peut trouver dans cette nouvelle manœuvre. Depuis cette époque, il a sept fois encore pratiqué cette opération avec succès, et il en a présenté les observations à la Société de médecine de Berlin, le 13 mars 1860[1]. A cette occasion il s'engagea une discussion entre les membres présents, et plusieurs, Klaproth, Korte (1847), Paarch, Krusteller, ont cité un certain nombre de cas de présentations transversales dans lesquels ils ont réussi à modifier la position du fœtus par les manipulations extérieures.

Qu'était devenu le mémoire que Wigand avait adressé à la Faculté de Paris? La réponse nous est difficile, et cette question n'a pas été résolue par les différents auteurs qui se sont occupés de ce sujet. En 1856, j'insérai dans ma thèse que je soutins devant la faculté de médecine de Strasbourg sous la présidence de mon vénéré maître, M. le professeur Stoltz, une traduction de la première partie de ce mémoire. Un an après M. le professeur Herrgott, pensant qu'une dissertation inaugurale n'est jamais assez répandue pour tomber entre les mains du plus grand nombre de praticiens, compléta mon travail, et publia la traduction de tout le mémoire de l'accoucheur de Hambourg. « Grâce à la traduction de MM. Herrgott et Belin, a dit Cazeaux, dans la 6ᵉ édition de son *Traité d'accouchement*, grâce aussi aux leçons de M. le professeur Stoltz, les préceptes de Wigand seront bientôt populaires en France »[1].

---

1 *Monatsch*, f. Geb., 1860, XVI, n 1, p 1.

Note: Le professeur Flamant, au courant de la littérature médicale allemande, a déjà donné, dans le *Journal complémentaire des sciences médicales*, t. XXX, une analyse succinte du mémoire de Wigand. Il employait aussi les frictions sur l'abdomen, de haut en bas pour faire descendre la tête, et de bas en haut pour faire remonter les fesses ; mais il ne considérait ces pressions extérieures que comme un adjuvant des manipulations internes, et ne leur accordait qu'un rôle tout-à-fait secondaire.

Cette opération avait pourtant déjà été pressentie et tentée avant la publication de ce mémoire, et quoique la plupart des ouvrages classiques, ceux de Baudelocque, M^me Lachapelle, Capuron, Gardien, Moreau et autres, n'en fassent pas mention, dans son *Traité complet sur l'art des accouchements* (Paris, 1835, t. ii, p. 295), M. le professseur Velpeau s'exprime en ces termes : « En parlant de la version céphalique, Wigand dit qu'on parvient souvent à l'opérer sans porter la main dans les organes génitaux. Il veut qu'en agissant sur l'utérus à travers les parois abdominales et en s'aidant de la position de la femme, on puisse ramener la tête au détroit supérieur. Avant de connaître la doctrine du professeur allemand, j'avais déjà suivi ce précepte, et j'ai reconnu qu'en s'y conformant, il est quelquefois possible de redonner au fœtus sa position naturelle. »

L'année suivante (1^er octobre 1836), M. Lécorché Colombe, chef de clinique de la Faculté de Paris, fit, en présence de M. Ménière, suppléant alors M. le professeur Dubois, une version par manœuvres externes pour une présentation du siége. Cette opération ayant pleinement réussi, M. Colombe eut l'occasion de la répéter différentes fois et il présenta un mémoire sur ce sujet, d'abord à l'Académie de médecine, en 1841, puis à l'Institut (1855), qui lui accorda une récompense. (*Comptes-rendus des séances de l'Académie des sciences*, 1857, p. 175.)

M. Chailly Honoré [1], ayant pratiqué une opération semblable avec M. Devilliers, consacra dans son livre un paragraphe spécial à la version par manœuvres externes, mais malheureusement il ne prononça pas même le nom de Wigand.

M. Jacquemier [2] est très bref sur ce sujet. Il pense qu'on aurait tort de ne pas essayer de corriger la mauvaise attitude du fœtus, soit en exerçant des pressions sur la paroi abdominale, soit en changeant la direction de l'utérus, soit en donnant

---

1 *Traité des accouchements*, 1842, p. 649.
2 *Traité d'obstétrique*, 1846.

à la femme une situation en rapport avec le changement qu'on veut obtenir. Il termine en ajoutant que ces manœuvres, le plus souvent infructueuses, comptent cependant un assez grand nombre de succès pour qu'on ne doive pas les négliger.

M. Cazeaux qui, dans les premières éditions de son précieux *Traité théorique et pratique de l'art des accouchements*, n'avait fait qu'effleurer cette opération, bien qu'il ait, ainsi qu'il le dit lui-même, plus nettement que ses compatriotes, discuté les cas dans lesquels elle lui semblait pouvoir être pratiquée avec avantage, lui consacre, dans sa nouvelle édition (1858) un long chapitre fort instructif.

En 1843, un accoucheur belge, le docteur Hubert [1], professeur à Louvain, publia un excellent mémoire sur la possibilité de corriger par les manœuvres extérieures les présentations vicieuses du fœtus.

(Le travail du professeur Hubert est d'autant plus précieux que, sans le savoir, puisque le mémoire de Wigand lui était inconnu, il s'est rencontré avec l'accoucheur de Hambourg sur un grand nombre de points.)

Enfin, en 1856, parut à Paris un ouvrage intitulé : *Essai sur l'accouchement physiologique*, par M. le docteur Mattéi, professeur d'accouchement à Bastia [2]. Le chapitre le plus important de cet ouvrage, est consacré au *palper abdominal*. M. Mattéi donne, pour le pratiquer, des préceptes nombreux qui attestent qu'il est arrivé dans ce genre d'exploration à une habileté peu commune. « Personne parmi nous, dit Cazeaux [3], n'avait traité cette question aussi longuement que M. Mattéi, qui, tout en exagérant les avantages de cette opération et en

---

[1] *Des présentations vicieuses du fœtus et de la possibilité de les corriger par les manipulations extérieures.* (*Encyclopédie des sciences médicales*, Bruxelles, juillet 1843.)

[2] Cet ouvrage a été analysé par M Amédée Latour, in *Union médicale*, 20 septembre 1855, et par M. Herrgott, in *Gaz. méd. de Paris*, 7 juillet 1855, et *Gaz. méd. de Strasbourg*, mars 1856.

[3] A. A. O., 6ᵉ édit.

multipliant à l'excès ses indications, a eu au moins le mérite
d'appeler de nouveau l'attention sur une question trop négligée.
C'est probablement aux exagérations de notre compatriote
que nous devons de pouvoir lire dans notre langue l'excellente
traduction que MM. Herrgott et Belin ont donnée du mémoire
de Wigand. »

Depuis cette époque cette opération a pris droit de domicile
dans la science, et les prédictions de Cazeaux commencent à
se réaliser.

En 1858, M. le docteur Ducellier de Genève, soutenait devant la Faculté de médecine de Paris, une thèse sur la *version
par manœuvres externes*, et quatre ans après (1862) une nouvelle thèse sur ce sujet était présenté à la même faculté par
M. Nivert, interne lauréat de la Maternité de Paris. Placé dans
des conditions exceptionnelles, guidé par les sages conseils de
M. le professeur Danyau, M. Nivert a pu dans maintes circonstances étudier par lui-même les avantages de la méthode
de Wigand dans la pratique obstétricale, et il fait suivre sa
dissertation fort savante et fort instructive de treize observations intéressantes qu'il a recueillies lui-même avec madame
Alliot, maîtresse sage-femme de la Maternité.

En compulsant les différents recueils périodiques, nous
trouvons dans l'*Abeille médicale*, 5 juillet, 1857, une observation de version par manipulations externes, par M. Favenne,
médecin à Leschelles; une autre de M. Labouverie. (*Gazette
médicale* de Paris, 20 juin 1857, p. 398 ; une troisième de M.
le docteur Beltz, (*Gazette médicale de Strasbourg*, 1858 ; une
quatrième enfin par M. Esterle C. (*Ann. univers.*, avril 1859,
p. 172). M. le docteur L. Gros s'est aussi occupé de cette
question et a publié un travail dans le *Bulletin de Thérapeu-
tique* LVI, p. 364. Enfin M. Mattéi présenta à la Société de mé-
décine pratique, séance du 5 février 1863[1], une nouvelle observation de présentation des pieds du fœtus chez une femme mal

---

1 *Gazette des Hôpitaux*, 21 mars 1863, no 34, p. 135.

conformée, et de version céphalique par des manœuvres externes. Dans ce cas, la malade avait eu une première fois un
accouchement laborieux (travail de soixante-douze heures) et
des suites de couches très graves. La deuxième fois M. Mattéi
fit la version externe à huit mois et demi et provoqua le travail.
Il eut le bonheur de sauver la mère et l'enfant.

Moi-même j'ai eu l'occasion de recueillir récemment dans
ma pratique obstétricale, trois observations que je crois dignes
d'intérêt et que je rapporterai avec détails à la fin de ce travail.

Tous ces travaux, toutes ces observations, le chapitre nouveau que Cazeaux lui a consacré dans sa dernière édition, et
la valeur que lui donne une des sociétés départementales de
médecine les plus importantes, en mettant au concours ce sujet
si éminemment pratique, prouvent suffisamment que si le mémoire de Wigand est resté longtemps ignoré chez nous, justice
lui sera dorénavant faite, et que le palper abdominal pourra
emplacer dans mainte occasion une opération douloureuse,
sale et dangereuse pour la vie de l'enfant, *la version par manœuvres internes.*

Tandis que cette opération acquérait chaque jour plus de
valeur en Allemagne et en France, ainsi que nous venons de le
voir par l'historique que nous avons tracé, il est surprenant
qu'en Angleterre où les progrès de la science sont toujours si
bien accueillis, et bien souvent y ont trouvé naissance, la
version par manipulations extérieures n'ait pas été reconnue
par les éminents accoucheurs de ce pays.

Bleendell [1], Ramsbotham [2], Rigby [3], qui cependant prouve
à chaque page de son livre qu'il est au courant de la littérature allemande, Churchill [4], James Hamilton [5], Simpson

1 J. Bleendell, *the principles and practice, of obstetric. medic.* (1830).
2 Francis H. Ramsbotham. *The principles and pract. of obstetric. med.
and surgery*, 1844, 2e édit.
3 Edward Rigby. *A system of. midwyfery*, 1841.
4 F. Churchill. *On the theary and prœtice of. midwyferg*, 1842.
5 James Hamilton. *Prœti observ. ou varions subjects relating to midwi-
ferg*, 1840.

même [1] ne parlent que fort peu dans leurs ouvrages de la version interne que quelques-uns même blâment (Ramsbotham), et dans tous les cas ne disent rien des manipulations extérieures.

Chose remarquable, une Société obstétricale a été fondée à Londres, pour tout le Royaume-Uni (1859) et compte près de cinq cents membres dont les travaux sont nombreux et sérieux. Cette Société a déjà publié trois ou quatre volumes de quatre à cinq cents pages avec planches sous le titre de *Transactions of the obstetrical Society of London*, 1860-61-62, et cet important recueil ne contient encore rien qui ait trait à la version par manipulations externes. Récemment cependant (1860) le docteur Ignatius Lauger de Davenport (Amérique du Nord) [2], envoya une circulaire aux accoucheurs pour obtenir leur opinion sur les manipulations abdominales dans les cas de version dont il paraît avoir retiré grand profit. Au mois de septembre de la même année [3], Easton Daw publiait in *Lancet* ii, 10, p. 248, une observation de version sans manipulations internes. A partir de cette époque les observations se succèdent dans les différents recueils publiés en Amérique ou aux Etats-Unis. Barker [4], Shirley [5], Hicks [6], Taylor [7], Carson [8], rapportent des observations de versions pratiquées avec succès par la méthode nouvelle. Joyce Th. cite même (*in med. Times and Gaz. sept.* 1864, 10, p. 290) une version par manœuvres externes dans un cas d'insertion du placenta sur le col.

---

1 Simpson. *Obstetric. works*, 1850-51.
2 Monatsch, F. Geburtsk, 1860, Juli n° 1, p. 1.
3 Nivert. Thèse, p. 31.
4 Barker. Amer. méd. Times, N. Ser. i, 1er juillet, 1860.
5 Shirley H. Lancet ii, 24 octobre 1860, p. 344.
6 Hicks J.-M. Lancet, i, 6, 1861.
7 Taylor J.-E. Amer. méd. Times, i, 22 décembre 1861.
8 Carson J.-C.-L. Lancet, i, 16 avril 1864.

## Chapitre III.

Étant admis que la position du fœtus soit parfaitement reconnue, nous allons examiner comment, par des *frictions* ou des *pressions modérées* exercées sur le ventre de la femme, l'on parviendra à changer les présentations vicieuses de l'enfant.

Il faudra, avant tout, prendre toutes les précautions qui du reste sont recommandées dans tout accouchement, comme, par exemple, de faire administrer un lavement, simple d'abord, puis légèrement purgatif, si depuis quelque temps la femme n'a pas été à la garde-robe; de pratiquer le cathétirisme lorsque l'émission de l'urine n'est pas possible; de préparer un lit convenable, analogue au lit de misère, tel que l'a conseillé Désormeaux, etc. L'accoucheur chauffera ses mains et évitera de les porter sur le ventre de la femme avant que leur température ne soit au moins aussi élevée que celle de son corps, car on sait l'effet que produit le froid sur le ventre d'une femme enceinte. Il suffit d'en avoir exploré quelques-unes pour avoir remarqué les mouvements désordonnés qu'exécute l'enfant par suite d'un changement brusque produit par l'application de corps froids. Cazeaux croit avec le docteur Tyles que l'impression subite du froid peut déterminer une contraction brusque de l'abdomen et de l'utérus, et que cette contraction se communique alors au fœtus. Quoi qu'il en soit, il faut éviter avec grand soin cette impression; car elle pourrait contrarier les manœuvres, causer des mouvements spasmodiques et la rupture prématurée de la poche. Quelques auteurs, comme Kilian [1], MM. Désormeaux et P. Dubois [2], recommandent d'enduire préalablement les mains de graisse. Je crois que cette précaution est inutile [3]; outre que l'on perdrait un point d'appui nécessaire pour agir sur le ventre à nu, elle ne pourrait être

---

[1] Kiliau, *a. a. O.*, p. 416.
[2] Dictionnaire en xxx vol., article *Version*.
[3] Belin, *Thèse*, p. 59.

employée si l'on voulait agir à travers les vêtements de la
femme et ménager ainsi la pudeur de l'accouchée.

Il arrive quelquefois qu'un *changement seul de la position de
la femme* suffise pour modifier une présentation vicieuse du
fœtus. Wigand, bien qu'il n'ait pas eu d'observation de ce
genre, avait déjà formulé ce précepte, qui fut depuis mis en
pratique par des accoucheurs distingués. Le docteur Busch,
de Berlin, rapporte deux cas où il réussit complètement en faisant placer la femme sur le côté correspondant à la plus grande
saillie formée par l'utérus, et maintenue dans cette position
avec un coussin sous la partie inférieure du ventre, jusqu'à ce
que la tête du fœtus fût arrivée au niveau du détroit supérieur.
J'ai moi-même rapporté dans ma *Thèse*, p. 74, une fort inté-
ressante observation de M. le professeur Stoltz, dans laquelle
la position de la femme sur le côté droit pendant plusieurs
jours et plusieurs nuits, avec des interruptions peu longues
pendant la journée, a suffi pour redresser le fœtus, dont l'axe
était placé transversalement dans la matrice. La descente de
la tête a été favorisée par la pression exercée sur elle au moyen
d'un coussin épais et résistant.

Mais le plus habituellement ce n'est pas ainsi que les choses
se passent, et il faut recourir à des *pressions méthodiques*
exercées sur les extrémités du fœtus, pour modifier sa présentation. Si la femme est assise sur une chaise d'accouchement,
ainsi que cela se pratique encore dans certaines contrées,
l'opérateur s'assied devant elle et applique ses mains directe-
ment sur le ventre. Si elle est couchée, la place que prendra
l'accoucheur variera selon les cas et aussi suivant les préceptes
des différents auteurs. Wigand s'exprime en ces termes[1] :
« Si la femme est couchée sur un lit, un canapé, etc., les
manœuvres se font le plus facilement en lui donnant une position oblique, la partie supérieure du corps le plus rapprochée

---

[1] Traduction de Belin, *Thèse*, p. 25.

de l'accoucheur, afin que ses deux mains arrivent au ventre *en glissant le long du thorax*, et qu'elles puissent exécuter avec facilité les manœuvres nécessaires. »

M. Mattéi [1] veut aussi que « l'accoucheur se place vis-à-vis de la partie thoracique de la femme, le visage tourné vers le bassin de celle-ci. Comme les déviations de l'utérus et de son contenu se font le plus souvent à la droite de la femme qu'à la gauche, c'est aussi du côté droit que l'accoucheur doit se placer de préférence, sauf à aller à gauche si la déviation de ce côté ou d'autres raisons l'y appellent. » Mais on ne trouve pas partout des lits autour desquels il soit facile de circuler ; aussi la règle de M. Mattéi ne peut-elle pas être généralisée.

M. le professeur Hubert, de Louvain [2], dit que le décubitus horizontal convient seul ; car dans une position qui se rapproche de la verticale, on rencontre toujours une certaine résistance de la part des parois du ventre, surtout vers le bas, et l'on ne sait guère sur quelle partie du fœtus on agit.

D'après lui, quand la tête se trouve dans la fosse iliaque gauche et le pelvis, vers le flanc opposé, voici la manœuvre qu'il faut faire : un aide, à qui l'on a fait comprendre son rôle, est placé à gauche, le dos tourné vers le chevet ; l'accoucheur lui montre où est la saillie du pelvis, qu'il devra reporter vers l'épigastre ; il lui place les deux mains ou au moins la main droite au dessous de cette saillie, en lui disant de n'agir que quand on le lui ordonnera. L'opérateur se place à droite et plus bas que son aide ; il applique ses deux mains sur la tumeur formée par la tête, comme s'il voulait l'empoigner ; du bout de ses huit doigts, il déprime alors graduellement et le plus profondément possible la paroi abdominale et utérine, immédiatement au dessus de la tumeur. Il circonscrit ainsi la tumeur en haut et en dehors, et il l'accroche de manière qu'elle ne puisse lui échapper en arrière. Lorsqu'il la tient bien, il fait signe



1 Mattéi, *Essai sur l'accouchement phys.*, p. 148.
2 Cf. *Thèse* de Nivert, p. 68.

à son aide d'attirer le pelvis en haut et en dehors *pendant* que lui-même déplace le crâne par une pression graduelle exercée de haut en bas et de dehors en dedans.

Ed. Martin est aussi d'avis que l'accoucheur se place à droite quand l'extrémité de l'ovoïde que l'on veut faire descendre est à gauche ; qu'il applique le plat de la main droite sur la tête, de manière à la diriger vers l'orifice utérin, et *qu'en même temps* il pousse avec la main gauche l'extrémité pelvienne vers le fond de la matrice. C'est ce procédé qui, du reste, est suiv par la plupart des accoucheurs [1], que nous avons suivi et appliqué dans nos observations. Et nous croyons pouvoir conclure [2], que lorsque l'accoucheur se trouve à droite du lit, la tête du fœtus étant à gauche (en supposant que ce soit elle qui doive être ramenée) et le dos en avant ou en arrière, il se placera, assis ou debout, près des cuisses de la femme. Il appliquera la main droite sur la tête et tâchera de la faire descendre, *tandis qu'il fera* remonter le pelvis en pressant dessus avec la main gauche ; il agira donc de haut en bas avec la main droite, et de bas en haut avec la main gauche. Si la tête est à droite, il devra se placer près de la poitrine, et cette fois aussi il fera descendre la tête de la main droite et exercera des pressions sur le pelvis avec la main gauche. Le contraire arriverait si l'accoucheur était placé à gauche du lit. Donc, on peut admettre en principe que chaque fois que l'accoucheur sera à droite de la femme, ce sera la main droite qui devra abaisser (soit la tête, soit le siége) ; quand il sera à gauche, ce sera la main gauche.

M. Nivert, cherchant, comme il le dit page 70, à abréger ou amoindrir les souffrances des pauvres femmes qui ont déjà à supporter les douleurs de l'enfantement, s'est efforcé de rendre

---

1 A la clinique de Vienne, je me rappelle avoir vu ce même procédé être mis en pratique et les pressions exercées simultanément sur les deux extrémités fœtales.

2 Belin, *Thèse*, p. 62.

ces manipulations aussi simples que possible, et a cherché à apporter quelques modifications aux règles dont nous venons de parler. Il veut que les pressions ne soient faites que *sur une seule extrémité* (l'extrémité céphalique) et regarde comme complètement inutile d'agir sur le pelvis en sens opposé (il croit que ces forces dirigées en sens inverse se nuisent plutôt qu'elles ne se complètent[1]. Les huit doigts seront appliqués sur le point qui semblera correspondre à la tête, puis l'opérateur commencera à agir sans brusquerie, sans force et partant sans douleurs; des pressions douces, graduelles, méthodiques, déprimeront insensiblement les parois abdominale et utérine, au niveau de la tumeur ronde, dure et résistante qui se trouve sous les doigts. Lorsque la tête sera bien limitée, il devra, par une pression modérée, dirigée de haut en bas et de dehors en dedans, chercher à la conduire progressivement, sans secousses, sans force exagérée, vers le détroit supérieur.

Je ne veux point examiner ce que ce précepte peut avoir d'absolu et en quoi il doit l'emporter sur les autres. N'est-il pas beaucoup plus simple au contraire de faire de légères frictions sur les deux extrémités saillantes du fœtus en agissant toujours en sens inverse avec ses deux mains et en tâchant de faire concorder ses mouvements, sans quoi l'on risquerait de *comprimer* seulement le fœtus et on ne le ferait ni glisser ni tourner. Il n'est du reste pas besoin d'opérer d'une manière continue pourvu

---

1 Je ne partage nullement l'idée de M. Nivert, qui pense que les présentations irrégulières ou inclinées du sommet pourraient être dues aux pressions exercées en sens inverse sur le siége et la tête, celles-ci ne devant pas toujours concorder ensemble. Admettant même qu'elles n'agissent pas sur le fœtus dont la colonne vertébrale est si mobile, comme elles agiraient sur un levier rigide, elles facilitent l'évolution du fœtus; et comme on ne fait qu'imiter la nature, celui-ci se trouve dans les mêmes conditions que s'il avait opéré lui-même la culbute; c'est donc à d'autres causes qu'il faut demander l'explication de ces présentations irrégulières. Ne vaudrait-il pas mieux les chercher, ainsi que l'a fait M. Herrgott (*Thèse*, Strasbourg, 1839), dans l'irrégularité des contractions de la matrice ?

que, pendant les rémissions, l'on ait la précaution de faire soutenir le ventre soit contre des coussins épais, soit par des aides ou la femme elle-même.

Quand des frictions légères ne suffisent pas, on emploie des forces de plus en plus grandes , sans pour cela causer de douleurs [1] Si, par un excès de fatigue, on ne pouvait continuer, on se ferait remplacer par la sage-femme ou par un autre aide ; mais il est rare qu'on en ait besoin. Quand la tête ou le siége se sera engagé dans le détroit supérieur, quand l'axe du fœtus se trouvera dans la direction de celui du bassin ou parallèle à lui, en un mot , quand la position sera franche et normale, *il faudra rompre la poche* ; si on ne peut le faire soi-même, on la fera rompre par la sage-femme. Alors, par suite de l'écoulement des eaux, les parois de la matrice se

---

[1] Wigand avait remarqué bien des fois que la matrice pouvait supporter quantité de pressions et de coups. « Je me souvenais, dit-il, que bien souvent la tête était restée enclavée pendant plusieurs heures au détroit supérieur, malgré les contractions les plus énergiques et la matrice comprimée en plusieurs endroits (par exemple au sacrum et au pubis), sans qu'il en fût résulté ni inflammation ni gangrène.

Il se rappelait aussi ce fait incroyable qui s'était passé, vers 1785, chez une pauvre femme qu'il avait été obligé d'accoucher au forceps : la sage-femme lui avait énergiquement assuré qu'elle avait déjà tout essayé, et qu'entr'autres, le mari, qui était grand, mais par bonheur peu robuste, avait, soit par instinct ou d'après les conseils de la sage-femme, *comprimé de toutes ses forces et durant une demi-heure le ventre* de sa femme en travail, dans le but de la soulager. A son grand étonnement, il ne survint pendant les couches aucune lésion digne d'être notée après un acte d'une aussi grande barbarie.

Il se rappelait encore que bien souvent des femmes enceintes étaient, dans les dernières semaines de leur grossesse, tombées de grandes hauteurs, ou avaient heurté leur ventre contre des surfaces dures et anguleuses, et avaient eu des ecchymoses, des contusions et même des plaies, sans qu'il en fût résulté rien de facheux, ni pour la matrice, ni pour le travail. Et que de fois ne voit-on pas dans la basse classe les maris frapper de leurs poings (que ces gens-là appellent leurs armes naturelles) le ventre de leur femme souvent au terme de la grossesse, et tout cela sans suites facheuses ! (*Thèse* de Belin, trad. p. 12.)

contracteront sur le fœtus et le fixeront d'une manière défini-
tive dans sa nouvelle position. Rien ne s'opposera à ce qu'on
abandonne le reste de l'accouchement à la nature.

Jusqu'ici nous avons admis l'hypothèse que la tête était la
partie la plus rapprochée du détroit supérieur et celle par
conséquent que nous devrions en tous cas faire descendre. Il
peut arriver cependant que l'extrémité pelvienne soit la partie
la plus rapprochée du détroit supérieur ; alors, quoique le pro-
nostic soit plus grave que dans les cas de présentation de la
tête, au moins pour l'enfant, nous adopterions le précepte
établi par Wigand, que *l'on doit toujours faire descendre la
partie du fœtus qui se trouve la plus rapprochée du petit bassin.*
Cette opinion n'est pas partagée par tous les accoucheurs.
Presque tous ceux que j'ai cités pensent que la version par
manipulations extérieures doit toujours avoir pour but de ramener la tête en bas. M. Mattéi[1] cite même une observation dans
laquelle il changea une présentation pelvienne antérieure gauche en présentation céphalique. Ainsi il recommande la version
céphalique même quand les fesses se présentent. Cependant.
Killian, Ed. Martin, Scanzoni et M. le professeur Stoltz, adop-
tant les idées de Wigand, sont d'avis que l'on doit faire la
version sur la tête ou le siége, selon les cas. A cette règle,
Wigand a fait une exception. « Dans le cas, dit-il, de présentation franchement oblique ou transversale, l'on doit *toujours*
faire la version pelvienne, car alors on a beaucoup plus de
facilité de ramener le siége ou les pieds en bas que la tête.
Mais il va sans dire que si toutes les circonstances les plus
favorables étaient réunies dans un cas spécial , c'est-à-dire si
le fœtus était très petit et très mobile, si l'orifice était dilaté, la
poche des eaux intacte, s'il y avait beaucoup d'eau, en un mot,
si l'on avait le choix de faire descendre telle ou telle partie, ce
serait la tête qu'il faudrait abaisser de préférence, car on donne-
rait ainsi au fœtus une chance de plus de venir vivant au monde.

---

1 Mattéi, *Essai sur l'accouch. phys.*, 3e observ., p. 421.

*A quel moment doit-on essayer les manipulations pour amener l'opération à bonne fin ?*

Nous ne voulons point discuter ici les différentes théories qui ont été données sur la cause de la position du fœtus, surtout du changement de position dans les der-derniers temps de la grossesse, ni, celle de la culbute admise par les anciens ; celle de la pesanteur, adoptée plus tard par Delamotte et Smellie, et surtout par Baudelocque ; celle enfin de la volonté instinctive du fœtus, mise au jour plus récemment par M. Paul Dubois. Cependant il nous paraît plus naturel d'admettre, avec Wigand, que c'est bien moins dans le fœtus que dans un changement de la forme ordinairement elliptique de l'utérus qu'il faut placer la cause des présentations transversales. Cazeaux[1] partage aussi cet avis et croit que c'est surtout dans le mode de développement de la matrice aux diverses époques de la grossesse qu'il faut trouver une explication convenable de la grande fréquence des positions du sommet.

Ceci étant admis, quel bénéfice pourrait-on retirer d'une opération prématurée, si, peu après les efforts que l'on aurait faits pour ramener l'axe du fœtus dans celui du bassin, les fibres utérines retrouvaient leur prédominance et détruisaient l'effet que l'on aurait produit ? Car pourrait-on obtenir d'une femme de rester couchée pendant plusieurs jours et même plusieurs semaines, sur un seul et même côté avant que le travail se manifeste ? J'ai cité dans ma thèse une observation de M. Stoltz dans laquelle M$^{me}$ B..... a gardé la même position pendant toute une journée et toute une nuit[2]. Mais combien de fois rencontre-t-on des accouchées aussi dociles ? Et alors encore serait-on assuré que la position que l'on a donnée au fœtus resterait la même jusqu'à l'accouchement, et que l'on ne serait pas obligé de revenir à une ou plusieurs opérations nouvelles. Évidemment non. Alors à quoi

---

1 Cazeaux, *a. a. O.*, p. 244.
2 Thèse, p. 76, obs. 4.

bon, comme le veulent M. Mattéi, M. Nivert, et après eux
le professeur C. Braun, de Vienne, faire la version au septième
ou au huitième mois ? Il suffira à cette époque d'examiner la
femme à différentes reprises, surtout si déjà, dans des gros-
sesses antérieures, on avait constaté des présentations vicieuses;
et, quand on craindra une présentation transversale ou oblique,
de lui recommander de ne pas se donner trop de mouvement,
d'éviter les chutes, les coups, toutes les causes enfin qui pourraient occasionner la rupture prématurée de la poche et rendre
ainsi l'opération sinon impossible, du moins très difficile ; sur-
veiller la femme et tâcher d'être appelé à temps : c'est à cela
que doit se borner l'intervention de l'accoucheur. Si cependant
on avait affaire à une obliquité antérieure très prononcée de la
matrice (ventre en besace), il faudrait chercher à ramener
l'organe à sa position normale et l'y maintenir. Pour cela
(comme l'indiquent Michaelis et Hüter, comme déjà avant
l'avaient conseillé Wigand et le professeur Froriep) on fera,
pendant le jour, porter à la femme une large ceinture abdominale soutenue par des bretelles, sans néanmoins exercer une
pression très forte qui pourrait devenir nuisible à la mère et
à l'enfant; pendant la nuit, on la fera autant que possible
coucher sur le dos. Si l'obliquité était latérale, ce serait sur le
côté opposé à celui qu'occupe le fond de la matrice qu'on devrait
faire coucher la femme. Toutes ces précautions sont utiles, mais
ne dispenseront pas, dans la plupart des cas, de faire les
manœuvres nécessaires pour la version, quand l'accouchement
sera imminent. Cependant tout récemment (avril 1865), j'eus
l'occasion d'observer un fait analogue. La femme R..., multipare, avait plusieurs fois accouché d'enfants morts et chaque
fois on avait eu recours à la version par manœuvres internes.
Je lui fis porter une large ceinture pendant les six dernières
semaines de sa dernière grossesse ; cela suffit pour redresser
son ventre en besace, et je fus surpris d'apprendre qu'elle avait
accouché, *seule*, d'un enfant vivant, avec présentation céphalique et en première position.

M. Nivert prétend que lorsqu'on est appelé dans les dernières semaines, dans les derniers jours de la grossesse, il est plus sage, si on constate une présentation vicieuse, de chercher à la corriger aussitôt; car la mauvaise présentation une fois corrigée ne se reproduit pas souvent, et quand bien même elle se reproduirait, le malheur ne serait pas bien grand puisqu'on pourrait refaire l'opération à un moment plus favorable. Il cite à l'appui de son opinion, sept observations dans lesquelles les manipulations extérieures furent faites deux, trois, neuf et même quarante-quatre jours avant l'accouchement.

Le professeur Braun, de Vienne [1], partage aussi cet avis et veut que l'on tente la version par manœuvres externes *pendant la grossesse*. Il redoute tellement les présentations vicieuses au moment du travail, qu'il conseille de changer ces présentations en présentations céphaliques à l'aide de manipulations (*durch. manuelle Hülfen*) déjà dans les deux derniers mois de la grossesse. Pour cela, il faudra coucher la femme du côté où l'on sentira la tête; l'accoucheur se mettra du côté du dos de la femme et appliquera ses deux mains à la place où il sentira balloter cette tête, puis comprimera en sens divers jusqu'à ce qu'elle descende dans le bassin, que les fesses remontent vers le fond de la matrice et que les battements redoublés ne s'entendent plus au niveau de l'ombilic, mais à 4 centimètres plus bas et de côté. Pour plus de sûreté, il devra toucher la femme et sentir la tête dans le cul-de-sac antérieur. Le fœtus garde presque toujours cette nouvelle position acquise; cependant le médecin fera bien d'explorer toutes les semaines la situation, et, le cas échéant, de recommencer les manipulations.

Sans prétendre contester l'importance de ces observations, ne pourrait-on pas leur opposer cette grande quantité de *versions spontanées*, c'est-à-dire ces changements de présentation fœtale

---

1 Braun C. Ueber die Wendung der Querlage durch *Palpation während der Schwangerschaft*, Allgem., Wien., *Med. Zeit.*, vii, 51, 1862. — *Schm. Jasnbuch.*, Bd. 118, n. 5, 30 avril 1863.

pendant la gestation ou au commencement du travail, dont on trouve tant d'observations dans la science, et que chaque accoucheur un peu répandu se rappelle avoir remarquées plusieurs fois?

Habituellement , dans les pays où les accouchements en général sont exclusivement abandonnés aux soins des sages-femmes, le médecin n'est appelé que rarement, souvent fort tard et presque toujours quand le travail dure déjà depuis un certain temps, et que la sage-femme est bien assurée que les efforts de la nature ne suffiront pas pour mener à bonne fin l'accouchement auquel elle préside. Il serait vivement à désirer que, comprenant l'importance de leur mission, les sages-femmes apprissent à bien reconnaître les présentations vicieuses et fussent assez consciencieuses pour appeler le médecin en temps opportun. Des accoucheurs distingués, comme Busch[1] et Kilian[2], veulent que l'on accorde aux sages-femmes elles-mêmes le droit d'entreprendre l'opération pendant qu'elles font appeler l'accoucheur. Cet avis n'est pas, et avec beaucoup de raison, suivant nous, partagé par tout le monde ; car, comme le fait judicieusement remarquer le professeur Martin[3], pour que cette opération réussisse, il importe d'en bien saisir les indications et les contre-indications, ce que l'on ne peut pas attendre de la majorité de ces femmes ; surtout aussi il est nécessaire de prescrire des médicaments qui ne sont pas de leur ressort ; et, enfin, si on leur accordait trop de latitude, elles pourraient bien en abuser et n'envoyer quérir le médecin qu'après avoir tout tenté et rendu le cas plus mauvais et plus difficile.

Le moment bien certainement le plus favorable pour faire les manipulations externes, est, ainsi que le préconisent Wigand, Michaelis, Kilian, Ritgen, etc., d'opérer *avant la rupture des*

---

1 Busch, *op. citato*, p. 41.
2 Kilian,    id.    p. 414.
3 Ed. Martin, *Beitrage f. Gynnaecologie*.
    Id.    *Monatsch*, der Geb., K., juli 1860, n. 1.

*membranes,* lorsque le col est effacé et que l'orifice est en partie dilaté.

Mais il peut arriver que l'accoucheur ne soit pas appelé à temps et qu'à son arrivée il constate une présentation vicieuse, souvent même une proscidence du bras. Doit-il alors immédiatement recourir à la méthode ancienne , selon les conseils de Busch [1], ou ne fera-t-il pas mieux d'essayer encore les manipulations extérieures? Nous nous rappelons une observation de ce genre rapportée par Jones (*in Lancet,* Aug., 1847, page 199) [2], dans laquelle il avait déjà projeté de faire l'embryotomie, parce qu'il y avait en outre inertie de la matrice et arrêt du travail. Tout à coup, sous l'influence de nouvelles douleurs, l'épaule remonta et la tête vint se présenter à l'orifice.

Burns [3] dit aussi « avoir vu un cas où l'épaule fut remplacée par la tête, et Jœrg, dit-il, semble avoir rencontré la même chose » (*Histo. partus,* p. 99). Magne (*London Journal of méd.,* oct. 1851, p. 879) cite également une version céphalique spontanée, dans un cas de présentation du tronc avec proscidence du bras. La même année, Lehr (*Nassauische med. Jahrb.* 9es H., p. 253) a publié une observation de version spontanée *sur les fesses,* dans un cas de présentation de l'épaule. Comme l'accouchement ne pouvait pas être terminé par la version, on avait proposé l'embryotomie, et elle allait être pratiquée, quand les forces utérines se réveillèrent, les contractions devinrent plus énergiques, l'épaule remonta, puis le tronc se présenta et enfin le pelvis : le flanc gauche était à droite. L'enfant fut expulsé spontanément, mais il était mort.

En 1861, Haslop, L. C., publia (*in Med. Times and Gaz.,* juni, page 614) une observation de version spontanée dans un cas de proscidence du bras; et depuis nous avons trouvé deux observations semblables, l'une de Mayo, Ch. (*in*

---

1 Busch, *op. citato,* p. 45.

2 Cf., *Canstatt's,* Jahresbericht, 1847, t. IV, p. 324.

3 Burns, *Traité des accouchements,* trad. par Galliot, Paris, 1855, p. 260.

*Transact of the obstetrir.*, soc. III, p. 105), et l'autre de Wordmann, N.-B. (*in Med. Times and Gaz.*, déc. 13 1862).

Spengler [1], Ritgen [2], Ed. Martin [3], le professeur Stoltz [4], rapportent des observations intéressantes dans lesquelles les manipulations extérieures furent tentées avec succès longtemps après l'écoulement des eaux, et tout récemment, un élève de la Maternité de Vienne, le D$^r$ Dismas-Kuhn, a publié (*Wien. Med.*, Halle v, 1864), une nouvelle observation dans laquelle, malgré une présentation de l'épaule, la version interne fut tentée avec succès :

« La femme B... P..., âgée de 38 ans, multipare, entra à la clinique obstétricale de l'Allgemeine-Krankenhaus, le 23 novembre 1863. Elle était au terme de sa grossesse. A l'examen on trouva une présentation du tronc. Le 1$^{er}$ décembre, sans douleurs apparentes, la poche des eaux se rompit et au toucher l'on reconnut distinctement l'épaule droite. Le professeur Braun exerça alors des manipulations sur le ventre, et fut assez heureux pour sentir la tête s'engager dans le détroit supérieur, après que l'épaule fut remontée. Le travail cependant fut très lent, et ce n'est que le 3 décembre que la femme P... accoucha. »

Tous ces exemples prouvent qu'il n'est jamais trop tard pour tenter de corriger les présentations vicieuses. D'ailleurs, si les efforts restent infructueux, on aura toujours la ressource d'intervenir d'une autre manière. C'est ce qui a fait dire à MM. Désormeaux et P. Dubois (*Dictionn.* en XXX, art. *version céphalique*) que la méthode de Wigand n'a, lorsqu'elle est tentée avec prudence, d'autre inconvénient que celui de ne pas réussir toujours, et si elle échoue, elle n'ajoute point aux difficultés des manœuvres nouvelles auxquelles on est obligé de recourir pour terminer l'accouchement.

*Est-ce pendant les douleurs ou dans leur intervalle que l'on doit exercer les manipulations?*

---


1 Spengler, *Monat.*, f. Heb., k. III, p. 184.

2 Ritgen, *Gemeins.* deutsche Zeitschrit, f. Heb., t VI, p. 255.

3 Ed Martin, *a. a. O.*, observ. 1, 2 juin 1861.

4 Stoltz, *in These* de Belin, p. 69.

Nous rencontrons ici une grande divergence d'opinion chez les différents auteurs qui se sont occupés de cette question. Ainsi Wigand s'exprime de la manière suivante [1] : « Aussi longtemps que la position de l'enfant sur l'orifice utérin n'est pas normale et que la poche des eaux n'est pas rompue, il est nécessaire d'exercer des pressions continues sur l'extrémité fœtale ; mais il faut *agir plus fortement un instant avant et pendant les douleurs ;* car c'est là le principal moment où la matrice peut venir en aide à l'accoucheur dans son opération. Dans l'intervalle des contractions, je fais soutenir les côtés du ventre avec deux mains, soit par la femme elle-même, soit par une des assistantes. Mais aussitôt qu'une contraction se manifeste, ce qui est annoncé par la femme, ou ce qui est senti par la tension de l'utérus, je soutiens moi-même le ventre et j'exerce les manipulations d'après les règles ci-dessus indiquées. »

D'Outrepont et plus tard Busch se sont rangés de l'avis du professeur de Hambourg ; mais la plupart des accoucheurs et surtout les modernes, Kilian, Michaelis, Ed. Martin, Scanzoni, Stoltz, Nivert et le professeur Hubert, de Louvain, s'écartant de ces principes, recommandent de n'opérer que *dans l'intervalle des douleurs et quand l'utérus est relâché ;* car alors les parois jouissent d'une certaine flaccidité et d'une sensibilité non douloureuse ; le fœtus est plus mobile ; l'on distingue plus nettement les diverses saillies et l'on peut les accrocher pour les reporter dans le sens voulu.

Tels sont aussi les préceptes que j'ai suivis dans les observations suivantes que je vais rapporter avec détails :

OBSERVATION I.

Le 8 février 1860, à huit heures du soir, je fus appelé auprès de la femme K..., âgée de 21 ans, primipare, en travail depuis la veille. A mon arrivée, je trouvai le col effacé, l'orifice

---

[1] Traduction de Belin et Herrgott, p. 24 et 25.

complètement dilaté, la poche des eaux faisant saillie dans le vagin pendant les contractions, qui ne revenaient qu'à des intervalles éloignés. Point de partie fœtale sensible au toucher. Le *palper abdominal* me fit trouver les petites parties du fœtus au niveau de l'ombilic ; la tête était à gauche, les fesses, très distinctes, à droite, le dos en bas. Je résolus dès lors de tenter l'opération de la version par les manœuvres externes. Je fis coucher la femme K... sur le côté gauche, le ventre fortement appuyé contre un drap roulé, puis *je pressai* méthodiquement de haut en bas et de la main droite, sur la saillie que j'avais reconnue être la tête, tandis que de la main gauche je refoulais les fesses vers le fond de la matrice en agissant de bas en haut. Les douleurs devinrent un peu plus fortes ; cependant je croyais n'avoir obtenu aucun résultat, et au bout d'une demi-heure, craignant la rupture de la poche sous l'influence des contractions plus énergiques, je prenais la résolution de terminer cet accouchement par la méthode ancienne. Je pris toutes les dispositions nécessaires pour cette opération, et quel ne fut pas mon étonnement, en introduisant ma main dans le vagin, de sentir la tête descendue et placée au-dessus du détroit supérieur. Je fis alors exercer les pressions extérieures plus exactement encore par la sage-femme qui m'assistait et je rompis la poche : une partie des eaux de l'amnios s'écoula et la tête vint s'engager dans le détroit supérieur, l'occiput à droite. Je cessai alors toute manipulation extérieure, et une demi-heure après, l'accouchement se termina facilement par la naissance d'un enfant du sexe masculin très vivace et très fort.

Le délivre eut lieu sans peine environ dix minutes après.

OBSERVATION II.

Le 4 juin 1863, je fus appelé dans la commune de B..., distante de sept kilomètres de Colmar, auprès de la femme D..., que j'avais déjà accouchée l'année précédente.

Cette femme, petite de taille et de constitution délicate, était enceinte pour la neuvième fois et, sauf la première fois, avait toujours eu des accouchements laborieux ; trois fois chez elle il y avait eu présentation des pieds, et chaque fois les enfants étaient venus morts au monde. Le 3 mars 1862, j'appliquai avec succès le forceps, l'enfant était vivant ; mais cette fois déjà j'avais reconnu, ainsi que je le trouve consigné dans mes notes, une forme singulière de la matrice ; elle avait l'air d'être bilobée.

Le 4 juin 1863, à huit heures du matin, je trouvai une présentation transversale. Comme la fois précédente, la matrice avait la forme d'un rein ; la tête était à gauche, les fesses à droite. Bien que la femme D... ait eu des douleurs pendant la nuit précédente, le travail était à peine commencé; le col, ramolli, n'était pas encore complètement effacé, la poche des eaux faisait légèrement saillie entre les lèvres pendant les contractions, qui étaient rares et faibles. Les battements redoublés, très nets, s'entendaient parfaitement au-dessous de l'ombilic. Dans ces conditions, je pris la résolution de faire descendre la tête par la méthode Wigand, et pour cela je commençai à faire coucher la femme D... sur le côté gauche, le ventre fortement appuyé contre un rouleau dur. Je recommandai en outre à la sage-femme et au mari de presser fortement de bas en haut contre la région des fesses, afin de les refouler vers le fond de la matrice. Tout étant disposé ainsi que cela convient, je repartis. A mon retour, six heures après, la tête était très notablement descendue; on la sentait très distinctement quand on pratiquait le toucher dans l'intervalle des douleurs. Je fus heureux de ce résultat, et tout en faisant continuer les pressions extérieures, j'attendis que la dilatation du col fût complète, puis je rompis les membranes, après avoir toutefois placé des aides à droite et à gauche de la patiente, afin de maintenir le fœtus dans une position favorable. Une heure s'étant écoulée sans que le travail eut avancé, j'appliquai le forceps et amenai, après beaucoup de difficultés, un enfant très fort, qui ne vécut que quelques instants. La sage-femme opéra très facilement la délivrance; mais deux heures après, malgré les doses de seigle ergoté que j'avais fait administrer pour aider à la rétraction de la matrice, il y eut une hémorrhagie tellement violente que la femme D... expira avant que l'exprès que l'on m'avait envoyé ne m'eût rejoint.

OBSERVATION III.

M<sup>me</sup> X..., 31 ans, blonde, d'un tempérament lympathique, est arrivée au terme de sa première grossesse, qui ne présente rien de particulier; cependant elle avait remarqué que le ventre était très élevé, et elle sentait principalement les mouvements de l'enfant vers le fond de la matrice, au creux de l'estomac, selon son expression.

Le 4 avril 1865, elle ressentit quelques légères douleurs, surtout dans la région lombaire; elle fit venir la sage-femme, qui, au toucher, ne trouva aucun signe d'un commencement de travail. Elle prescrivit un bain pour le lendemain matin.

Pendant la nuit, ces douleurs étaient devenues plus fortes et plus fréquentes, et avaient cessé vers le matin. Malgré le bain, la matinée se passa bien, et ce n'est que le soir que les douleurs se montrèrent de nouveau, toujours dans la région lombaire. La sage-femme appelée de nouveau (5 avril), à six heures du soir, trouva le col effacé, mais en entonnoir; l'orifice, légèrement dilaté, lui permit de faire pénétrer le doigt, mais elle ne trouva aucune partie fœtale. Elle me fit part de cet état, et nous convînmes que si le travail s'établissait mieux et qu'aucune extrémité ne se présentât, elle me ferait avertir avant la rupture des membranes. Elle fit prendre un nouveau bain à M$^{me}$ X... et les douleurs devinrent de plus en plus fréquentes et de plus en plus fortes, mais elles étaient toujours lombaires.

Le 6 avril, à deux heures du matin, je fus appelé auprès de M$^{me}$ X... Le col était effacé, l'orifice complètement dilaté; mais il était fort difficile d'arriver au fœtus, et quand il y avait une contraction, la poche ne se tendait que médiocrement. J'examinai alors le ventre par le palper abdominal, et je n'eus pas de peine à reconnaître la tête dans l'hypochondre gauche, les fesses à droite, un peu plus élevées que la tête, et les petites parties en haut vers le fond de la matrice. A l'auscultation, je perçus les battements redoublés très bas, au-dessus du pubis.

Étant bien assuré que la présentation était transversale, je résolus d'employer les manipulations abdominales pour obtenir la réduction, et sans même prévenir M$^{me}$ X..., placé à sa droite, j'exerçai, dans l'intervalle des douleurs, des pressions méthodiques sur le corps dur (la tête) qui se trouvait à gauche. En même temps, de la main gauche, je cherchai à faire remonter les fesses, en les refoulant de bas en haut. Après quelques moments de ces tentatives, je sentis la tête glisser sur le rebord du détroit supérieur et couler, pour ainsi dire, dans l'excavation du bassin. A ce moment la sage-femme pratiqua le toucher et sentit la tête descendre.

Je fis alors immédiatement coucher M$^{me}$ X... sur le côté gauche et contre un coussin très dur qui servait de point d'appui ; tandis que la sage-femme, placée à droite, comprimait l'abdomen fortement de bas en haut.

Les contractions, à dater de ce moment, devinrent plus énergiques et les douleurs ne se firent pas sentir exclusivement dans la région lombaire ou dans les hypocondres, mais aussi vers le bas. La tête descendit petit à petit et se présenta en quatrième position (occipito-iliaque gauche postérieur). Assuré dès lors que le travail suivrait sa marche régulière, je permis à M$^{me}$ X... de reprendre la position horizontale, et quelque temps après, je fis rompre les membranes, qui étaient très épaisses.

Le travail fut abandonné à la nature, et à cinq heures et demie, M$^{me}$ X... accoucha très facilement d'un enfant du sexe féminin, bien développé, du poids de 2,540 grammes.

La délivrance eut lieu une demi-heure après.

La puerpéralité fut très bonne.

## Conclusions.

1. Le palper abdominal doit être un des moyens de diagnostic des plus importants dans l'art obstétrical.

2. Il sert à reconnaître la position et même la présentation du fœtus.

3. Il a l'avantage de pouvoir être mis en pratique avant la dilatation du col, même avant le travail, et de ménager la pudeur si légitime de la femme.

4. Son importance est bien plus grande quand il s'agit de modifier une présentation vicieuse du fœtus.

5. Quelquefois un changement seul de la position de la femme peut suffire pour corriger les présentations vicieuses du fœtus.

6. Les pressions exercées sur le ventre devront être modérées; cependant des pressions même énergiques seraient sans danger pour la mère et pour l'enfant.

7. L'on doit toujours faire descendre la partie du fœtus qui se trouve la plus rapprochée du bassin.

8. Le moment le plus favorable pour faire les manipulations extérieures, est d'opérer avant la rupture des membranes, lorsque le col est effacé et que l'orifice est en partie dilaté.

9. Cependant des accoucheurs distingués ont opéré avec succès longtemps avant l'écoulement des eaux, et même dans des cas de présentation de l'épaule avec procidence du bras.

10. Il ne faut opérer que dans l'intervalle des douleurs et quand l'utérus est relâché.